DE QUELQUES

ACCIDENTS DE LA MARCHE

CHEZ LE SOLDAT

PAR

René LEBASTARD,
Docteur en médecine de la Faculté de Paris,
Médecin stagiaire au Val-de-Grâce.

PARIS
A. PARENT, IMPRIMEUR DE LA FACULTÉ DE MÉDECINE
29-31, RUE MONSIEUR-LE-PRINCE, 29-31,

1878

DE QUELQUES

ACCIDENTS DE LA MARCHE

CHEZ LE SOLDAT

PAR

René LEBASTARD,
Docteur en médecine de la Faculté de Paris,
Médecin stagiaire au Val-de-Grâce.

PARIS
. PARENT, IMPRIMEUR DE LA FACULTÉ DE MÉDECINE
29-31, RUE MONSIEUR-LE-PRINCE, 29-31,

1878

A LA MEMOIRE DE MA MÈRE

A LA MÉMOIRE DE MON GRAND-ONCLE

ACHILLE FRANÇOIS

Ancien recteur de l'Académie de Caen,
Officier de la Légion d'honneur.

A MON PÈRE

Témoignage de ma profonde reconnaissance.

A MA SŒUR

A MON GRAND-PÈRE

A MON GRAND-ONCLE

L'ABBE O. FRANÇOIS

Chanoine d'Alger.

A MES PARENTS

A MES AMIS

A MON PRÉSIDENT DE THÈSE

M. LE PROFESSEUR LE FORT

DE QUELQUES ACCIDENTS
DE LA MARCHE
CHEZ LE SOLDAT

AVANT-PROPOS.

Nous n'avons pas l'intention, dans ce travail, de passer en revue tous les accidents de la marche ; le sujet eût été beaucoup trop vaste pour les limites restreintes d'une thèse inaugurale. Nous en avons donc laissé de côté et des plus intéressants, tels que l'intertrigo, l'onyxis, l'entorse, etc., pour examiner seulement les plus fréquents ou ceux qui peuvent présenter un caractère tout spécial de gravité.

Nous traiterons des *ampoules*, de la *tarsalgie*, de *'œdème variqueux des pieds* et enfin du *cœur forcé.*

Ce travail sera donc divisé en quatre chapitres.

Le premier chapitre comprendra les ampoules, le durillon forcé et les excoriations. Il sera terminé par quelques considérations générales sur les conditions nécessaires d'une bonne chaussure et sur les inconvénients du soulier actuel du fantassin.

Le second chapitre sera consacré à l'étude de la Tarsalgie; nous y passerons en revue les diverses théories émises sur ce sujet, puis nous étudierons le mécanisme de la production de cet accident et les symptômes qui le distinguent.

Dans le troisième seront étudiées les varices des membres inférieurs, leur production, leurs différents degrés et enfin les accidents qu'elles déterminent chez le soldat qui en est atteint.

Le quatrième et dernier sera employé à faire l'historique du cœur forcé ou surmènement aigu du cœur, maladie assez peu connue et caractérisée par une dilatation du muscle cardiaque sans altérations valvulaires, dilatation ayant pour cause principale les efforts trop violents et surtout les marches forcées.

Nous n'avons pas pu nous étendre longuement sur ces différents accidents dont chacun mériterait un travail spécial; cependant, nous pensons n'avoir rien omis des choses essentielles que comporte la question, heureux si, par nos efforts, nous avons pu jeter quelque lumière sur un sujet qui intéresse tous les Français depuis que le service militaire obligatoire les contraint tous à se livrer à des exercices violents et à subir une sorte d'entraînement destiné à régénérer notre armée et à la rendre, peu à peu, capable de réparer les désastres de la dernière guerre.

CHAPITRE PREMIER.

DES ACCIDENTS JOURNALIERS DE LA MARCHE ET DES INCONVÉNIENTS DE LA CHAUSSURE DES FANTASSINS.

Nous traiterons dans ce chapitre des accidents journaliers de la marche, de ceux que tout le monde ou à peu près tout le monde peut éprouver ; nous parlerons des *ampoules*, du *durillon forcé du pied* et des *excoriations*, et nous ferons suivre cette étude très-succincte de quelques courtes considérations sur la *chaussure du fantassin*, chaussure dont la mauvaise confection est une source intarissable d'accidents de toutes sortes.

La marche, en général, et surtout les marches par étapes qui sont les plus longues et les plus pénibles, sont toujours le point de départ d'une foule d'accidents qui forcent les soldats les plus courageux à rester avec les traînards et qui sont pour les paresseux un prétexte plausible pour demeurer en arrière. Car la marche, pour celui qui n'y est pas encore parfaitement rompu, est une source de souffrances qui ne tardent pas à le faire entrer dans la classe, déjà trop nombreuse, des écloppés. D'un côté, le poids d'un équipement fort lourd, de l'autre, l'usage de chaussures trop grandes et surtout trop dures et mal faites sont les deux causes les plus fréquentes des accidents locaux qui l'empêchent de continuer sa route.

Au bout de quelques kilomètres le pauvre fantassin, qui a déjà tout fait pour ne pas rester avec les traînards, s'assied sur le bord d'un fossé, attendant la queue de la colonne pour prier en grâce le médecin du corps de l'admettre dans les équipages. Celui-ci, toujours difficile en pareille circonstance, pour ne pas avoir avec lui trop de paresseux, ne consent généralement qu'à autoriser l'infirme à se débarrasser de son sac. Notre soldat rejoint son rang, tâche d'y faire bonne contenance, et pour y arriver, prend les positions du pied les plus bizarres, car il lui est survenu des ampoules dont la compression est on ne peut plus douloureuse. Ces ampoules (érythème bulleux) ont été produites par le frottement répété de chaussures mal faites contre une peau généralement tendre. La partie pressée s'est enflammée, un épanchement plus ou moins abondant de sérosité s'est fait entre le derme irrité et l'épiderme, comme cela a lieu dans les brûlures du second degré.

Les ampoules peuvent se trouver sur toutes les parties du pied, car toutes peuvent être soumises à des frottements réitérés; mais elles se font le plus souvent aux deux points d'appui du pied sur le sol, c'est-à-dire au talon et sous la tête du premier métatarsien. Dans le cas où elles affectent les deux talons, le médecin ne devra pas forcer le soldat à continuer des mouvements extraordinairement pénibles, dans lesquels il devrait faire porter tout le poids de son corps sur un derme enflammé et douloureux. Si les ampoules n'occupent qu'un pied, le mal ne sera pas bien grand, car le membre sain compensera par des efforts plus grands la faiblesse du membre malade qui portera le moins possible sur le sol. Le soldat marchera donc encore quelque temps, surtout si les ampoules n'occupent qu'un seul talon, car dans ce cas, la marche sur le talon antérieur du pied atteint (tête du premier métatarsien), est encore assez facile; mais si l'ampoule occupe le talon antérieur d'un pied, inutile de vouloir continuer. La marche sur le talon seul n'est pas praticable (Carrière, thèse de Paris, 1875).

Le traitement de l'ampoule est bien connu. On piquera l'épiderme soulevé à sa partie la plus déclive pour faire écouler le plus de sérosité possible, on graissera avec du suif de chandelle la partie malade qu'on fera bien de mettre au repos complet pendant un jour ou deux. Tout corps étranger (séton ou fil simple) que l'on introduirait dans la bulle ne pourrait qu'amener, par son contact avec le derme, une suppuration quelquefois longue et même, à la suite, de véritables ulcérations.

Les ampoules n'attaquent ordinairement que les peaux fines, celles que des marches antérieures et habituelles n'ont pas épaissies; mais chez ceux de nos soldats qui ont les pieds calleux, et ils sont en grand nombre, le frottememt répété détermine, non pas des ampoules, mais un accident que M. le Dr Després a signalé comme assez commun aux mains et que l'on rencontre aussi aux pieds, nous voulons parler du *durillon forcé*.

Les parties du pied qui frottent le plus contre la chaussure, si elles ne sont pas le siége d'ampoules, ne tardent pas à se recouvrir d'un épiderme épais qu'on nomme durillon. Par suite d'un contact trop prolongé avec un cuir d'une grande dureté, il se forme au-dessous du durillon une véritable bourse séreuse, comme il s'en forme dans toutes les parties du corps qui sont soumises à un frottement continuel. Dans une marche, si le soldat a des chaussures mal faites, la petite tumeur épidermique sera surmenée suffisamment pour que la bourse séreuse sous-jacente s'enflamme, devienne excessivement douloureuse et soit le siége d'une abondante suppuration. C'est cet accident qu'on nomme *durillon forcé*.

Parmi les militaires, ceux qui en sont surtout atteints sont ceux qui avaient l'habitude de porter, avant leur incorporation, des sabots dont le bord tranchant détermine sur le dessus du pied un durillon volumineux que, plus tard, la chaussure comprime et enflamme.

Les symptômes du durillon forcé ont été parfaitement décrits par M. le Dr Després. La petite tumeur devient d'abord, comme nous l'avons dit plus haut, très-douloureuse, le malade a de la fièvre comme chaque fois qu'il y a dans l'organisme un point en suppuration. Puis la douleur devient lancinante et tellement forte que le malade ne peut dormir. La partie malade a gonflé quelque peu, les couches épaisses de l'épiderme jaunâtre sont entourées par un cercle rouge et enflammé, mais on ne peut pas sentir de fluctuation. Si l'on n'intervient pas, au bout de quatre ou cinq jours, le pus sort à côté du durillon, là où l'épiderme n'est pas épaissi et même la phlogose se propageant aux parties environnantes, il peut quelquefois aller faire issue à une certaine distance du point primitivement attaqué.

Le traitement consiste à inciser, non pas sur le durillon, mais à l'endroit où la rougeur est la plus forte. Quelques cataplasmes ont ensuite raison du mal en trois ou quatre jours. Comme dans l'armée, le malade se présente souvent au commencement de l'affection, on fera bien d'inciser dès le deuxième jour pour débrider les parties tendues par le pus sous-jacent.

Comme obstacle à la marche, nous devons citer également les excoriations. Les douleurs qu'elles provoquent servent de motif, dans les deux tiers des cas, aux exemptions de service accordées aux jeunes soldats. On les observe surtout au niveau du cou-de-pied et immédiatement au-dessous de la malléole externe. Elles sont produites, dans ces derniers cas, par le bord libre du quartier du soulier qui appuie d'une manière incessante sur la saillie constituée par la malléole. Celle du côté interne du pied, plus élevée et moins prononcée, échappe à cette pression. Ces simples excoriations peuvent amener le phlegmon et l'engorgement des extrémités inférieures et des ulcérations qui demandent parfois un temps assez long pour guérir (Lèques).

Les ampoules, le durillon forcé, et les excoriations sont toujours dus, nous l'avons déjà vu, au frottement répété de la peau contre une chaussure qui s'adapte d'habitude très-mal. Ceci nous amène à dire quelques mots de cette chaussure et des inconvénients qu'elle présente.

Le soulier est malheureusement le modèle adopté pour les fantassins dans l'armée française. Nous disons malheureusement, car nous pensons qu'il est aussi défectueux pour la facilité de la marche que par les accidents qu'il détermine. Les chaussures sont faites d'avance et par adjudication sur un nombre restreint de types de formes. Le soldat qui arrive au corps, passe au magasin et là devant un énorme tas de souliers, prend ceux qu'il croit pouvoir lui convenir davantage, souliers qu'il sera réduit à porter continuellement. Nous ferons remarquer en outre, qu'on n'apporte pas assez de soins dans la confection de ces chaussures. Et d'abord on ne s'occupe pas du sens du cuir; on taille dans la pièce le plus grand nombre d'empeignes que l'on peut, sans remarquer que la peau est formée de surfaces courbes redressées plus ou moins par un tannage insuffisant. Il arrive alors que certaines empeignes faites dans des sens différents, se rétrécissent et que d'autres s'élargissent (Tourainne). De plus, la semelle est presque toujours garnie de chevilles en bois qui ont servi soit à l'ajuster, soit à boucher les trous laissés par une cheville de fer. Ces chevilles toujours repoussées par le sol ne tardent pas à faire issue à l'intérieur et à blesser le pied. D'ailleurs, la forme même de la semelle laisse beaucoup à désirer. Sur un pied qui n'a pas été déformé par les bottines, les orteils sont sur la même ligne et le gros a une tendance à se dévier en dedans en suivant la ligne du bord interne du pied. La forme vicieuse des empeignes ne laisse pas dans le soulier de place suffisante pour le gros orteil qui se trouve refoulé en dehors, d'où compression, fréquence des ongles incarnés et à la longue déformation permanente de cette partie du pied (Tourainne).

Le soulier a, en outre, l'inconvénient de toutes les chaussures faites en France, il ne peut résister à l'eau. L'empeigne vient de chaque côté affleurer à la semelle et ses bords y sont fixés par du fil ou des clous. Il est impossible, de cette façon, qu'une telle chaussure puisse résister à la moindre immersion dans l'eau. M. le professeur Le Fort, pendant un voyage qu'il fit en Russie, eut l'occasion d'y observer la façon dont les empeignes des bottes, particulièrement, sont fixées à la semelle. L'empeigne, très-grande, vient joindre ses deux bords à la partie médiane de la plante du pied. Les deux bords sont cousus ensemble, au-dessus on place une semelle intérieure suffisante pour empêcher la couture de blesser le pied, et, au-dessous, on applique la semelle par le procédé usité chez nous.

Une chaussure, confectionnée de la sorte, est absolument imperméable. Pourquoi donc n'emploierait-on pas ce système dans l'armée française dont les soldats ne peuvent faire la moindre marche, en temps de pluie, sans avoir les pieds littéralement trempés?

Les souliers, toujours très-durs par eux-mêmes, et rendus encore plus durs par le cirage, ne peuvent tenir que par les guêtres de cuir en hiver, ou de toile, en été. Les guêtres de cuir, faites avec une peau tout aussi rigide que celle des souliers, ne tardent pas à produire, elles aussi, des excoriations et cela tant qu'elles ne sont pas adaptées à la forme du pied par un long usage. Elles sont d'ailleurs fixées d'une façon trop invariable, elles ne cèdent pas au gonflement du pied, et après quelques heures de marche, elles étranglent et compriment douloureusement les malléoles et les parties environnantes, surtout quand le soldat, ce qui est l'habitude en marche, y introduit la partie inférieure de son pantalon.

Quant aux guêtres de toile, elles sont plus souples, mais elles sont fixées d'une manière trop invariable par des boutons immobiles.

M. Tourainne, dans un excellent mémoire inséré au Recueil des Mémoires de médecine et de pharmacie militaires, a montré ce que les souliers des fantassins ont de défectueux et, après de longues recherches, a proposé un brodequin à boutons et à boucles qui, croit-il, remplirait les conditions d'une bonne chaussure et dont le prix de revient ne serait guère supérieur à celui des souliers actuels munis de guêtres.

Nous avons dit plus haut quelques mots sur le traitement des ampoules, parlons un peu maintenant de leur prophylaxie.

D'abord, le meilleur moyen de les prévenir, serait de donner au soldat une chaussure à son pied, ni trop étroite, ni trop grande, qui fût à la fois souple, légère, solide, facile à ôter et à mettre, appropriée à tous les climats et à toutes les saisons, imperméable (Morache). Mais toutes ces conditions ne sont pas réalisables dans l'armée; il faut songer à pallier les inconvénients de la chaussure actuelle.

On commencera par veiller à ce que les soldats tiennent leurs pieds dans un état de propreté extrême, ce qui est loin d'exister dans l'armée; puis on conseillera des chaussettes de laine à ceux qui peuvent s'en procurer, car le gouvernement ne fournit rien de ce genre aux soldats. La chaussette, de laine épaisse, sera enduite intérieurement de suif de chandelle ordinaire : ceci est sans contredit le moyen le plus simple et le plus efficace, pour que la chaussure s'adapte assez exactement et ne blesse pas. Les soldats qui ne pourraient pas se payer le luxe de chaussettes de laine se serviront avec avantage de la *chaussette russe*, espèce de bandelette de linge fortement suiffée dont on s'entoure le pied. Mais c'est tout un art que de savoir s'en servir, et pour peu que la bandelette fasse quelques plis, la peau ne tarde pas à être irritée. Certains vieux soldats cassent un œuf dans leur soulier pour augmenter encore le contact de la chaussure et du pied, et se faire ainsi une sorte d'appareil inamovible qu'ils n'enlèvent que lorsqu'ils sont arrivés au terme de leur voyage. Alors, ils ôtent leurs souliers, et le pied, qu'on pourrait croire macéré par la sueur, apparaît sec, blanc et sans odeur, ce qui est bien un avantage. Il ne faut pas alors se laver avec du savon, qui ramollit l'épiderme, mais avec de l'eau alcoolisée.

Ceci pour le pied; maintenant, pour remédier aux souliers défectueux, voici ce que l'on pourra faire et ce que fait d'ailleurs le soldat rompu au service. Le bord libre du quartier du soulier sera raclé avec un morceau de verre qui l'amincit et le rend ainsi plus souple. Puis les deux coins formés par la fente qui existe sur le dessus du pied seront coupés, car la guêtre les entrecroise souvent et forme avec l'un d'eux un relief fort accentué qui pénètre dans la peau de la face dorsale du pied. Il est bien entendu qu'on devra extraire autant que possible les chevilles qui feraient saillie à l'intérieur. Comme, en somme, l'utilité et la santé du soldat doivent passer avant la beauté et la régularité, au lieu de le forcer à avoir des souliers bien brillants et bien cirés, il sera préférable de les lui faire graisser. Le suif, ici, pourra encore servir; l'huile ordinaire est moins recommandable, l'huile de squale est meilleure. M. Tourainne, dans le mémoire précité, donne la recette suivante qui lui a été communiquée par un vieux chasseur de marais et qu'il trouve excellente pour maintenir la chaussure dans un état de souplesse parfait :

Suif de mouton.	120 gr.
Axonge.	60 gr.
Cire jaune.	ãã 30 gr.
Huile d'olive.	ãã 30 gr.
Térébenthine.	ãã 30 gr.

F. s. a.

Ajoutons encore que, pour rendre le soulier imperméable à l'endroit des coutures, on pourra enduire cette place de caoutchouc dissous dans le sulfure de carbone.

Avec des souliers ainsi graissés, le soldat sera plus alerte et moins sujet à tous les accidents locaux de la marche.

Tout le monde y gagnera, le soldat d'abord, puis le chef de corps, qui sait bien que l'ordre est d'autant plus difficile à maintenir dans une colonne en marche que le nombre des traînards est plus grand, et le médecin qui ne sera pas obligé d'être sans cesse à vérifier si le soldat peut marcher ou doit monter dans les équipages régimentaires peu nombreux, toujours chargés et toujours trop vite encombrés.

CHAPITRE II.

DE LA TARSALGIE CHEZ LE SOLDAT.

Les ampoules et les excoriations ne sont pas les seuls accidents locaux qui puissent affliger les hommes en marche. Sans doute, ils sont de beaucoup les plus fréquents; mais il en est un autre qui, pour n'être pas aussi commun, mérite cependant toute l'attention des hygiénistes, en raison du caractère spécial de gravité qu'il peut revêtir dans certaines circonstances et de la facilité très-grande avec laquelle il amène, pour le soldat, l'impossibilité absolue de continuer sa route. Nous voulons parler d'une affection que les soldats désignent sous le nom de *fourbure*, et à laquelle M. Gosselin a donné le nom de *Tarsalgie des adolescents*. (*Clinique chirurgicale de la Charité*, t. I.)

Nous adopterons l'expression de tarsalgie qui ne préjuge rien sur la nature de la maladie, en rejetant absolument le mot de fourbure, totalement impropre en cette circonstance, puisqu'il ne doit servir qu'à désigner « une congestion de l'appareil kératogène des grands animaux ongulés, congestion qui peut être suivie d'hémorrhagie, d'exsudations inflammatoires et, en dernier lieu, de l'hypersécrétion de la matière cornée. » (Bouley et Raynal. *Dictionnaire de médecine vétérinaire*.)

La tarsalgie semble avoir été indiquée pour la première fois par Stromeyer, en 1838. Il en fait l'apanage exclusif du pied plat congénital. « L'aggravation du pied plat, dit-il, dépend de ce qu'il s'y ajoute une inflammation chronique des ligaments et des membranes synoviales du pied, ce qui rend les articulations très-sensibles à la pression et donne lieu à des épanchements séreux entre les os. » (*Contribution à l'orthopédie opérative*. Hannover, 1838.)

En 1841, Bonnet, de Lyon, dans son Traité des sections tendineuses et musculaires, parle d'une affection qu'il nomme valgus pied plat douloureux, nom également employé par Guérin. M. le professeur Gosselin, quelques années après, eut l'occasion de faire l'autopsie d'une jeune fille de 18 ans, morte du choléra et qui était atteinte d'un valgus équin. Il ouvre les articulations du pied et trouve une synovite sèche, siégeant dans les articulations astragalo-scaphoïdienne et calcanéo-cuboïdienne. Sur plusieurs points, les cartilages ulcérés ou érodés laissaient voir au-dessous une ostéite au premier degré. Quelques autres autopsies ayant révélé les mêmes lésions plus ou moins avancées, M. le professeur Gosselin fonda sa théorie et créa le nom de *tarsalgie*. Pour lui, le mal débute toujours par une ostéo-arthrite développant, par la suite, des contractures musculaires, soit du long péronier latéral, soit du jambier antérieur, soit d'autres muscles, parce que ces muscles, se contractant pour mettre le pied dans une situation moins douloureuse, restent trop longtemps dans la même position, comme on voit des contractures survenir après l'immobilisation prolongée des membres fracturés.

En 1856, Duchenne (de Boulogne) fit paraître, dans la *Gazette des Hôpitaux*, une étude détaillée de l'action des muscles du pied, et, d'après les recherches électro-physiologiques qu'il fit à cette époque, fut amené à fonder une théorie inverse de celle de Gosselin. Il désigna la maladie en question sous le nom d'*impotence du long péronier latéral.* La genèse de l'affection se trouve expliquée d'une façon très-complète dans les Archives générales de médecine de 1872.

Duchenne divise la maladie en trois périodes. Dans la première, il y a seulement déformation du pied en valgus quand le malade a marché un peu longtemps. La seconde est la période de contracture. Outre les douleurs tarsiennes et les douleurs plantaires, les muscles se contracturent activement. Les contractures commencent ordinairement dans le court péronier latéral et le long extenseur des orteils; si elles sont un peu intenses, elles envahissent le jambier antérieur.

La contracture augmente l'intensité des douleurs tarsiennes par la pression de certains points des surfaces articulaires et par l'élongation de certains ligaments. « Le bord antérieur de la facette articulaire postérieure de l'astragale vient appuyer fortement contre la fosse triangulaire qui, à la face supérieure du calcanéum, termine antérieurement la rainure destinée à recevoir le ligament interosseux. Il en résulte une sorte d'écrasement des tissus qui se trouvent entre ces surfaces osseuses. C'est cet écrasement de l'articulation astragalo calcanéenne, produit par le poids du corps d'une part et par la résistance du sol de l'autre, qui provoque, à la longue, ces douleurs vives siégeant en avant et au-dessous de la malléole externe, douleurs qui augmentent ou reviennent après la marche ou la station. »

Quand le pied est resté trop longtemps dans la position défectueuse causée par la contracture musculaire, les surfaces articulaires du tarse sont usées par la déviation, et le pied reste en valgus.

La troisième période est la période de rétraction. Les

muscles contracturés ne peuvent plus revenir à leur longueur primitive.

Les symptômes sont, bien entendu, les mêmes que dans la tarsalgie de Gosselin, mais le mécanisme est expliqué ici différemment. La tarsalgie n'est qu'une affection musculaire qui entraîne à la longue des arthrites tarsiennes. Cette affection a son siége dans le long péronier latéral. Celui-ci, véritable ligament actif, maintient la voûte plantaire, il abaisse le talon antérieur. Si, par une faiblesse, soit congénitale, soit acquise, le muscle est obligé d'abandonner la partie, la voûte s'effondre, et les antagonistes que nous avons cités plus haut se contracturent et amènent la déformation caractéristique du valgus pied plat.

Dans un autre article sur la *crampe du pied*, Duchenne, de Boulogne, outre le pied plat valgus par impotence du long péronier latéral, dit qu'il a observé le pied creux acquis par suite de contraction du même muscle.

En résumé, la théorie de Duchenne, de Boulogne, consiste en ceci : faiblesse du long péronier latéral qui ne suffit pas à maintenir le pied, effondrement de la voûte plantaire, contracture du jambier antérieur et enfin, à la longue, synovite sèche des articulations astragalo-scaphoïdienne et calcanéo-cuboïdienne.

Nous avons entendu M. le Dr Duplay, dans une clinique faite à l'hôpital Saint-Louis, prendre parti pour la théorie de Duchenne, de Boulogne, et réfuter celle de Gosselin. Pour lui, la maladie ne débute pas par les articulations parce que les arthrites qu'on y constate sont fort légères et dues seulement à une position vicieuse des articulations, position donnée par la contraction des jambiers antérieurs. En outre, la position est toujours la même ce qui ne se voit pas dans les véritables arthrites où les os prennent la situation la plus commode, tandis que dans la tarsalgie c'est au contraire la plus incommode qu'on observe. Dans les arthrites primitives, les accidents sont continus et non pas intermittents, comme dans le cas présent où un repos de quelques heures suffit souvent à corriger la position, ce qui n'arrive pas dans l'arthrite fongueuse. Cette maladie, en effet, empire toujours et ne se termine que par suppuration et ankylose ; on n'observe rien de tel dans la tarsalgie.

Pour M. Duplay, le mot impotence fonctionnelle est très-exact et il compare cette impotence à celle qu'on observe dans les muscles de l'œil chez les strabiques et dans les muscles des gouttières vertébrales chez les individus atteints de déviation de la taille.

M. Tillaux, dans son Traité d'anatomie topographique, s'occupe aussi de la question et émet une opinion qui diffère des précédentes. Il pense que la cause première de la tarsalgie réside dans l'appareil ligamenteux de la plante du pied. Les os du pied, quoique taillés en coin pour faire voûte, sont rattachés entre eux par des ligaments très-forts. La station verticale prolongée tend à affaisser la voûte, il en résulte un tiraillement des ligaments plantaires et des douleurs. Ces ligaments s'allongent, se laissent distendre et deviennent de moins en moins suffisants à maintenir les os, d'où fatigue plus prompte.

La cause efficiente, pour M. Tillaux, est une pression trop prolongée du corps sur la voûte plantaire dont le squelette n'a pas encore subi son parfait développement. Les os, en s affaissant, frottent les uns contre les autres, il y a à la longue usure et érosion des cartilages articulaires et légère arthrite, Mais c'est là un fait tout à fait secondaire de même que les contractures des muscles. Pour lui, l'opinion de Gosselin n'est pas acceptable, car on voit souvent chez des sujets atteints depuis plusieurs mois, un repos de quelques jours faire disparaître tous les accidents ; tandis qu'il faudrait des mois pour guérir des arthrites primitives et encore aura-t-on bien du mal à les empêcher de tourner à la tumeur blanche.

Dans sa thèse inaugurale de 1874, M. le Dr Descocqs accepte complètement les opinions de M. Tillaux. Tout, selon lui, repose sur une laxité anormale des ligaments qui maintiennent les articulations du tarse, avec affaiblissement du long péronier latéral et non avec sa paralysie et son impotence. La laxité des ligaments est congénitale ou acquise. Dans une marche prolongée la voûte plantaire s'affaisse, alors il faut que le péronier se relâche, cesse d'attirer le talon antérieur auquel il s'insère et permette la distension des ligaments. Le long péronier latéral se laisse allonger pendant la marche par la force de la pesanteur, et, au repos, il revient à sa longueur normale, comme une bande de caoutchouc.

Si nous citons les thèses de MM. Cabot (1866), qui fit une description magistrale de la tarsalgie d'après M. Gosselin, Chopinet (1875), qui donna un parallèle des théories de Gosselin et de Duchenne, de Boulogne, Puy-le-Blanc (1875) et quelques autres, nous aurons énuméré à peu près tout ce qui a paru sur ce sujet.

S'il est un milieu où la tarsalgie doit être fréquente, c'est sans contredit dans l'armée où tous les fantassins sont soumis à un entraînement méthodique par des manœuvres de toutes sortes et surtout par des marches forcées. Les cas de tarsalgie sont observés très-fréquemment par les médecins militaires, mais comme l'affection est guérie en deux ou trois jours parce qu'on ne lui laisse pas le temps de s'aggraver et comme le médecin ne peut rester auprès de ses malades, les observations écrites manquent et nous ne pourrions que rapporter simplement le fait, si M. le Dr Pingaud, professeur agrégé au Val-de-Grâce, qui, dans une marche fut atteint de la maladie, ne nous avait communiqué son observation qu'il a fait suivre de quelques considérations sur le mécanisme de la tarsalgie dans l'armée. Cette observation se trouve, du reste, citée dans la thèse de Carrière (1875).

La tarsalgie, chez les troupiers, peut avoir deux origines distinctes, dont l'une doit être considérée comme à peu près spéciale à l'armée : nous dirons pourquoi tout à l'heure ; l'autre origine est celle de la tarsalgie ordinaire chez les individus qu'une station debout trop prolongée fatigue et dont les péroniers latéraux sont naturellement faibles.

Nous établirons deux divisions et nous décrirons une tarsalgie bilatérale, propre aux adolescents et aux jeunes soldats non encore complètement formés, et une unilatérale arrivant par suite d'ampoules et des positions vicieuses que prend le pied pour ne pas porter sur ces ampoules et pouvant atteindre des hommes plus avancés en âge.

La tarsalgie bilatérale n'attaque qu'une certaine classe d'individus. Elle se développe ordinairement chez les sujets fatigués par une croissance trop rapide, lymphatiques ou scrofuleux. Bonnet, de Lyon, attachait beaucoup d'importance à la diathèse rhumatismale. Il est rare, en tous cas, de voir la maladie attaquer des sujets bien conformés. Cependant ce serait une erreur de croire que les individus atteints de pied plat congénital sont plus fréquemment affectés de tarsalgie que les autres. On est, du reste, beaucoup revenu sur l'inconvénient des pieds plats, car on a observé qu'ils sont rarement un obstacle pour la marche. Certains individus à pied plat sont au contraire des marcheurs infatigables, et cela, d'après M. Tillaux, tient à ce qu'il n'y a jamais ici de tiraillements des ligaments puisqu'ils sont destinés à maintenir une voûte plate que le poids du corps ne peut pas aplatir davantage. Les médecins militaires ont d'ailleurs reconnu l'innocuité du pied plat et il faut que l'infirmité soit bien prononcée pour qu'elle puisse être un motif d'exemption.

Les symptômes sont ceux qui sont décrits partout comme particuliers à la tarsalgie. Le mal débute par une douleur très-vive ayant pour siége la partie moyenne de la plante du pied au niveau surtout des têtes des troisième et quatrième métatarsiens (*Douleurs plantaires*), surtout à la fin du premier temps du pas, alors que le talon antérieur se relève et appuie sur le sol pour porter le corps en avant; c'est précisément à ce moment qu'agit le long péronier latéral qui, d'après les recherches électro-physiologiques de Duchenne, de Boulogne, abaisse la tête du premier métatarsien tandis que le triceps sural étend puissamment l'arrière-pied. Dans ce moment plusieurs os se déplacent légèrement les uns par rapport aux autres, ainsi le premier métatarsien s'abaisse sur le premier cunéiforme, celui-ci sur le scaphoïde et ce dernier sur l'astragale.

On comprend alors que les ligaments qui relient ces os entre eux soient tiraillés et déterminent une vive souffrance. Aussi la douleur ne tarde-t-elle pas à s'étendre à tout le pied, lorsqu'il porte sur le sol. Un gonflement uniforme envahit toutes les parties molles, gonflement dû, comme dans tous les cas de marche prolongée, à l'accélération artérielle et veineuse superficielle, puis à la synoviale secrétée abondamment pour lubrifier des parties qui fonctionnent plus que normalement.

Au devant des deux malléoles, de la malléole externe à la jonction du calcanéum avec le cuboïde et de la malléole interne, en arrière de la saillie du scaphoïde, des douleurs lancinantes sont éveillées par la moindre pression (*Douleurs tarsiennes*). Il y a même souvent un œdème limité à cet endroit et la peau y est rouge et chaude. Cabot donne comme symptôme une légère crépitation lorsqu'on fait exécuter des mouvements au pied. Ces douleurs tarsiennes, jointes aux douleurs plantaires que nous avons signalées plus haut, rendent le soldat on ne peut plus malheureux et le moindre mouvement que fait son pied lui devient intolérable. Bien plus, le décubitus dorsal est rendu impossible, si on ne met pas de cerceau pour soulager complètement le pied du poids des couvertures qui appuient sur les orteils et surtout sur le gros, le renversent et amènent une distension des ligaments irrités. Il y a ici nécessairement, outre le tiraillement des ligaments, une ostéite légère qui détermine de la douleur à la face dorsale quand on veut plier le pied et à la partie moyenne de la plante quand on le renverse sur cette face dorsale et cependant on ne pourrait affirmer que les ligaments seuls, dorsaux, plantaires et interosseux, ne puissent produire les deux sortes de douleurs dont nous venons de parler.

Qu'il y ait ostéite légère, ou tiraillement des ligaments, toujours est-il qu'il ne tarde pas à survenir des contractures réflexes. Les muscles les premiers pris sont ordinairement le court péronier latéral et le long extenseur des orteils. Pour peu que le mal soit intense, le jambier antérieur se contracture également, entre dans un état de crampe très-violent et maintient le pied absolument immobile dans la flexion et l'abduction légère. La contracture augmente l'intensité des douleurs par la pression de certains points des surfaces articulaires et par élongation de certains ligaments. La marche dans cet état est absolument impossible puisque les deux pieds sont atteints également ou à peu près.

Le mal n'est encore qu'à la période de contracture et il ne va pas plus loin ordinairement chez le troupier qui peut assez facilement prendre un repos de quatre ou cinq jours, repos bien suffisant pour enlever, momentanément du moins, toute douleur et toute déviation du pied.

Mais, lorsque le soldat, par une énergie extraordinaire qui le fait continuer sa route malgré ses souffrances ou par suite d'une fréquence répétée de l'affection, se trouve de nouveau atteint de tarsalgie, alors le mal devient plus grave. Quand le pied a été maintenu longtemps par la contracture, les surfaces articulaires du tarse sont usées par la déviation. Certains ligaments sont rétractés, d'autres sont allongés, en un mot, le pied reste en valgus. A la contracture fait place la rétraction musculaire, et dès lors on n'a plus affaire à une affection temporaire, mais à un mal permanent et souvent irrémédiable.

Le mécanisme de ce qui s'est passé dans les articulations, dans les muscles et dans les ligaments, est, croyons-nous, le suivant : le péronier latéral, que nous avons cité comme étant naturellement peu développé et très-faible chez certains individus, abandonne la partie et cesse d'attirer à lui et d'abaisser le talon antérieur du pied. C'est là, à proprement parler, l'*impotence de Duchenne*, (*de Boulogne*). La voûte du pied n'étant plus maintenue et quoique solidement fixée par des ligaments très-forts, cède, s'affaisse, pressée par le poids du corps, et les ligaments tiraillés (Tillaux) déterminent une violente douleur à la partie inférieure (Douleurs plantaires de Duchenne). L'affaissement de la voûte détermine une véritable entorse des articulations tarsiennes et en particulier de l'articulation de Chopart; aussi l'astragale fait-il un relief accusé en dedans, ainsi que le scaphoïde qui est également déplacé du même côté. La malléole externe est par ce fait même très-prononcée. Cette entorse, qui met en rapport des parties qui sont normalement isolées, détermine une arthrite (Gosselin) avec épanchement abondant de synovie et augmentation rapide des douleurs. L'arthrite accentue davantage les contractures et les rétractions musculaires et, si un remède prompt et efficace, le repos surtout, ne vient pas s'opposer à l'aggravation des symptômes, l'affection deviendra bientôt chronique et le malade aura un pied-bot acquis presque irrémédiable.

La tarsalgie unilatérale se produit par un mécanisme tout à fait différent. Et d'abord, il n'y a pas besoin ici d'une prédisposition spéciale; tout le monde peut être atteint, les individus complètement exempts de diathèse comme les autres, car le mal a pour point de départ les ampoules, ou pour mieux dire, une attitude vicieuse du pied due à la présence des ampoules. Ici, le système ligamenteux qui forme la base de la théorie de M. Tillaux, ne saurait être mis en cause, du moins comme laxité anormale ou comme faiblesse congénitale. Le pied n'affecte pas une position plutôt qu'une autre, il prend l'attitude que commande le siége des ampoules. Nous avons vu, dans le chapitre précédent, que ces ampoules survenaient principalement aux deux talons, antérieur et postérieur. Pour pouvoir marcher, le pied prend une situation qui lui permette de ne pas porter sur un épiderme soulevé. Pour cela, certains muscles se contractent fortement, mais au bout d'un certain temps, la contraction exagérée fait place à la contracture. « Il existe un certain nombre d'affections dans lesquelles la contraction d'un ou de plusieurs muscles, de transitoire ou de fractionnelle qu'elle était au début, devient permanente et passe à la contracture. C'est ainsi qu'il existe une variété assez rare de pied-bot acquis, le *pied creux valgus*, qui résulte de la contracture, passagère d'abord, puis permanente du long péronier latéral » (Mathias Duval, article, muscles, in Dictionnaire encyclopédique des sciences médicales). Le muscle qui n'est pas comme le long péronier latéral dans le cas précédent, affaibli et impotent, fonctionne outre mesure, il est en un mot surmené ; mais, lui, dépense généreusement sa force qu'il a tout entière. Une fois à bout et excédé il se soustrait à la lutte, non pas en l'abandonnant, mais en se contractant activement. Il ne s'agit pas ici d'une contracture réflexe comme il s'en produit dans le cas de tarsalgie bilatérale, mais bien, soit d'une de ces contractures que M. Verneuil a désignées sous le nom de contractures par *vigilance* ou par *appréhension,* soit d'une rétraction active d'origine inflammatoire (Carrière, thèse de Paris, 1875).

Les ampoules siégeant surtout aux deux talons antérieurs, les muscles qui se contracturent sont principalement les jambiers antérieurs qui soulèvent la partie interne du pied, le forcent à ne s'appuyer que sur le quatrième et le cinquième métatarsien.

Si l'on veut se rendre compte du mécanisme de la

rétraction qui succède à une contracture trop prolongée, on doit se rappeler que le tendon des péroniers latéraux passe dans une gaîne synoviale située derrière la malléole externe, et le jambier antérieur dans une gaîne spéciale. Par suite d'un glissement trop répété des tendons dans cette gaîne, celle-ci s'enflamme et détermine de nouvelles douleurs. Le repos et les fomentations en auront raison si elle n'est pas invétérée, mais la plupart du temps l'inflammation est trop forte, elle se produit ici, comme se produit le surchauffement des parties en contact dans une machine trop longtemps en mouvement, et nécessite un séjour prolongé au lit, joint à l'usage des antiphlogistiques et des émollients. On a même vu les synovites se terminer par suppuration, accident très-rare, il est vrai, mais qui est d'une gravité exceptionnelle,

Le terme de tarsalgie semblerait ne pas convenir à l'affection que nous venons de décrire, puisque la genèse est tout à fait différente. Carrière proposait de l'appeler *contracture active des marcheurs*, mais comme, en somme, les manifestations pathologiques sont les mêmes et que la tarsalgie unilatérale ne diffère de la tarsalgie bilatérale que par le mécanisme de sa production, le même mot doit être appliqué aux deux.

La prophylaxie sera différente pour les deux formes. La tarsalgie bilatérale n'aura guère de palliatifs puisqu'elle tient ou à un défaut de développement ou à une diathèse spéciale. Quant à la tarsalgie unilatérale, sa prophylaxie sera absolument la même que celle des ampoules : bonnes chaussures, bien faites, bien graissées et marches pas trop prolongées. On abrégera autant que possible les marches que le soldat doit faire en les entrecoupant, par des haltes bien réglées, employées autant que possible à dormir; car le sommeil laisse reposer les organes de relation, ralentit par suite la respiration et la circulation, retrempe les forces vitales et concourt avec une alimentation convenable à entretenir un équilibre physiologique indispensable pour faire les exercices fatigants que le soldat doit exécuter.

Le traitement diffère selon les différents degrés du mal. S'il est à la première période un repos de trois ou quatre jours suivi d'une demi-activité d'une quinzaine devra effacer toute trace de maladie. Si les muscles sont contracturés, on se trouvera bien de la faradisation prolongée qui a donné à M. Duchenne (de Boulogne) des résultats véritablement remarquables.

Si la rétraction musculaire est complète, la faradisation sera inutile et l'on devra employer le traitement adopté par M. J. Guérin pour cette affection, la *ténotomie;* on la pratiquera par la méthode sous-cutanée qui consiste à ne faire à la peau qu'une petite incision, une piqûre et à introduire par cette voie un instrument étroit avec lequel on divise les parties profondes. La plaie extérieure se cicatrice promptement comme toutes celles qui ont peu d'étendue, et la solution de continuité profonde guérit à la manière des ruptures accidentelles de tendons ou d'aponévrose; c'est-à-dire sans inflammation, sans suppuration, sans accidents.

On devra ensuite maintenir le pied dans un appareil inamovible destiné à l'empêcher de reprendre sa position vicieuse et, plus tard, lorsque les deux bouts du tendon sectionné seront réunis, on pourra employer un appareil orthopédique articulé qui complètera graduellement le redressement.

Nous avons vu, à l'hôpital Beaujon, M. le professeur Le Fort se servir de tampons de liége pour repousser la partie du pied qui est déviée par la contracture.

CHAPITRE III.

DE L'ŒDÈME DU PIED, PAR SUITE DE MARCHES FORCÉES, CHEZ LE SOLDAT ATTEINT DE VARICES.

Les varices produisent certains phénomènes entravant la marche chez le soldat qui en est atteint. Elles déterminent, par suite d'une trop grande fatigue des membres inférieurs, plusieurs accidents, tous très-douloureux et, parmi eux, un œdème qu'une chaussure mal faite rend souvent intolérable. C'est cet œdème que nous nous proposons d'analyser rapidement ici, ne pouvant, vu notre faible expérience, en faire une étude complète.

Et d'abord, avant de déterminer comment se produit un tel gonflement, il n'est pas inutile, croyons-nous, pour le bien définir et en bien étudier la cause, de jeter un coup d'œil sur les varices des membres inférieurs, sur leur anatomie pathologique, sur les troubles circulatoires qu'elles engendrent, troubles circulatoires qui seront la cause productrice de l'œdème, et sur les formations néoplasiques qu'elles déterminent.

L'affection variqueuse n'est pas une maladie de l'enfance ; elle attaque, non-seulement l'âge adulte, mais aussi les hommes plus jeunes, à peine sortis de l'adolescence et débute principalement de 20 à 30 ans. Elle est, du reste, assez fréquente chez nos jeunes soldats pendant les trois premières années qu'ils passent sous les drapeaux, c'est-à-dire de 21 à 24 ans, pour que nous n'en fassions pas une maladie spéciale aux adultes.

Cette maladie est bien commune, puisque la proportion moyenne des variqueux est, chez les conscrits, d'environ 2 pour cent. Sur 100 exemptions pour infirmités, il y en a environ 10 pour varices, dont 5 pour varices des membres inférieurs et 5 pour varicocèle. Dans l'armée, où l'on accepte que des soldats que les varices n'empêchent pas de servir, on trouverait environ 1 variqueux sur 500 hommes. Les réformes annuelles pour cette infirmité développée chez des hommes sous les drapeaux, se chiffrent par une moyenne de 70.

L'affection variqueuse se rencontre dans toutes les classes de la société, mais on l'observe surtout dans les classes laborieuses et spécialement chez les sujets, hommes ou femmes, dont le métier exige une station debout prolongée. Chez le militaire, la station debout est de beaucoup la position la plus fréquente. Les exercices de toutes sortes, les corvées et surtout les marches sont autant de causes efficientes agissant toutes sur des veines malades et y déterminant une dilatation qui ne demande qu'à se développer.

Le milieu militaire se trouve donc être un terrain éminemment favorable pour l'éclosion de l'affection qui nous occupe. Et la preuve en est que beaucoup d'hommes, indemnes à leur arrivée au corps, présentent quelque temps après, souvent au bout d'un an à dix-huit mois, un nombre considérable de varices. Nous avons pu voir de ceci un magnifique exemple au Val-de-Grâce chez un infirmier-major qui, entré au service sans avoir jamais rien remarqué, se trouve actuellement au bout de trois ans de présence au corps, affecté de varices énormes, non-seulement des membres inférieurs, mais encore des testicules dont le gauche descend presque jusqu'à mi-cuisse et même des membres supérieurs où une légère compression circulaire dessine un magnifique réseau de grosses veines dilatées.

Il est donc là certaines conditions qui créent les varices ou les développent rapidement et ce sont ces conditions que nous allons tâcher d'énumérer.

Il est nécessaire, en commençant, d'invoquer une grande cause qui apparaît toute faite dans notre cadre étiologique, nous voulons parler de la *diathèse variqueuse*. Cette diathèse existe dans toutes les conditions, chez le riche comme chez le pauvre, chez le civil comme chez le militaire, et si les ouvriers sont plus fréquemment atteints que les gens de bureau, cela tient uniquement à leurs occupations qui favorisent davantage, chez eux, le développement dé la diathèse.

La diathèse variqueuse, voilà, sinon l'unique, du moins la principale cause primordiale et prédisposante que nous ayons à citer. Et son existence ne doit faire aucun doute, car sans cela, comment expliquer que dans l'armée, par exemple, où tous les hommes d'une même compagnie font le même service et vivent dans un milieu identique, la plupart des soldats n'éprouvent rien, tandis que d'autres ne tardent pas à voir leurs veines se dilater.

Il est donc nécessaire d'admettre, chez les variqueux, une cause générale, héréditaire souvent, quelquefois acquise qui, évidemment, ne suffit pas seule dans la grande majorité des cas à créer la dilatation veineuse, mais qui secondée par les causes adjuvantes mécaniques que nous citerons tout à l'heure, font qu'on voit éclore les varices quelquefois si rapidement chez certains individus. C'est cette cause que nous avons nommée diathèse variqueuse.

Dans le cas qui nous occupe, le système veineux serait

le point faible d'un organisme mal en équilibre, comme on voit les articulations en être le point faible dans la diathèse arthritique ou dans la diathèse goutteuse. Et pourquoi n'en serait-il pas pour ce système organique comme pour d'autres? pourquoi la diathèse variqueuse ne créerait-elle pas, chez certains individus, une prédisposition toute spéciale à avoir des varices, de même que l'on voit la diathèse tuberculeuse créer parfois une prédisposition particulière à l'éclosion ou au développement des tubercules. Dans ce cas, en effet, que se passe-t-il? La respiration, par exemple, de poussières minérales, métalliques, de l'air confiné n'engendre-t-elle pas la tuberculose pulmonaire avec une facilité incroyable, tandis que chez ceux qui ne sont pas, vis-à-vis de la tuberculose, en état de réceptivité organique, la respiration des mêmes particules ou ne cause aucun trouble, ou alors est le point de départ d'une broncho-pneumonie simple, sans tuberbercules. Les poumons sont ici le point faible vers lequel convergent toutes les influences physiques ou morales, externes ou internes; chez les variqueux ce sont les veines qui sont ce point faible et qui s'altèrent rapidement, eu égard à la prédisposition causée par la diathèse.

Après avoir nommé la cause prédisposante principale des varices, citons les causes occasionnelles, qui ne manquent pas chez le soldat. Un équipement trop lourd, des marches forcées, les stations debout, dans une immobilité prolongée, les manœuvres de force, et même d'agilité, les exercices réglés, faits d'une manière rhythmique, sans que l'homme puisse, pour les exécuter, prendre la position spéciale individuelle qui lui convient, le non-pouvoir de s'arrêter quand il est fatigué, dès qu'il est mal en train, voilà tout autant d'entraves à la circulation du sang dans les membres inférieurs et autant de causes efficientes des varices.

Les varices des membres inférieurs commencent un peu plus souvent par la jambe gauche que par la jambe droite, mais non dans la même proportion que le varicocèle. On a donné de ce fait plusieurs explications, dont la plus généralement admise est que, dans toute manœuvre, c'est le membre abdominal gauche qui sert de support au corps tout entier.

Les varices débutent au réseau superficiel, non par la saphène interne, mais par des branches secondaires et anastomotiques. Cependant les deux saphènes ne tardent pas à être prises, l'interne ordinairement beaucoup plus que l'externe. Parmi les veines profondes, les plus fréquemment atteintes sont les tibiales postérieures, les péronières ne le sont presque jamais.

Les deux systèmes veineux, profond et superficiel, sont souvent malades en même temps, et même, d'après M. le professeur Verneuil, la dilatation commencerait toujours par le système profond, pour se communiquer ensuite aux branches superficielles par les petits vaisseaux anastomotiques dont nous avons parlé.

L'altération présente plusieurs degrés, et, suivant leur progression, les troubles fonctionnels s'accentuent.

Dans un premier degré, il y a, ou dilatation simple, ou dilatation avec élongation, ou enfin, dilatation avec flexuosités, mais les veines ne présentent pas d'altération dans leurs parois.

Dans un deuxième degré, on trouve une dilatation avec flexuosités ampullaires nombreuses renversant la circulation du sang qui, dans certaines anses, va de haut en bas, et non de bas en haut, comme il circule normalement dans les membres inférieurs. Ici le tissu conjonctif périveineux est épaissi, il a subi l'infiltration plastique, la veine est devenue rigide et son calibre énorme, mais invariable.

Enfin, dans un troisième degré, les parois veineuses sont épaissies par places, amincies dans d'autres; elles sont infiltrées, rétrécies par endroits et dilatées autre part; de plus, elles sont inertes. Le sang est là comme dans des vacuoles, dans des lacunes, ayant d'autant plus de tendance à se coaguler que sa circulation est plus lente. On comprend la facilité avec laquelle peuvent se former alors des thrombus qui, se condensant et s'incrustant ensuite de sels calcaires, deviennent plus tard des phlébolithes. C'est à ce degré que se développent surtout les *ulcères variqueux*. Ce degré ne nous occupera pas, car il se montre généralement dans un âge plus avancé que celui des troupiers ou bien il nécessite le renvoi dans leurs foyers de ceux qui en sont atteints.

Les varices commencent par les veines du mollet. Les veines intramusculaires, l'anneau du soléaire et les anneaux aponévrotiques musculaires jouent un rôle initial considérable dans la production de la maladie. En second lieu prend place l'insuffisance valvulaire, dont l'importance est également considérable (Verneuil). Du mollet, les varices gagnent le pied, et c'est là surtout qu'elles produisent les accidents de marche les plus pénibles. Examinons maintenant les symptômes que font éprouver les varices dans les deux premiers degrés qui peuvent atteindre le soldat.

Au premier degré, la fatigue détermine déjà un œdème sous-cutané, que le repos de la nuit fait disparaître complétement. Cet œdème est généralement peu douloureux et ne suffit pas souvent à faire mettre le soldat atteint au nombre des éclopés.

Mais, au deuxième degré, la gêne de la marche est bien plus grande, la veine étant comme figée dans le tissu cellulaire, le repos ne peut amener la déplétion sanguine et séreuse, et faire cesser totalement l'augmentation de volume du membre. Ce gonflement dépend surtout des varices profondes qui sont intra et intermusculaires, et dans lesquelles la stase du sang amène non-seulement un gonflement musculaire assez considérable, mais encore une infiltration séreuse du tissu cellulaire très-marquée. L'œdème est d'autant plus douloureux qu'il se développe aussi sous les aponévroses, dont la tension détermine de vives douleurs.

Les symptômes, après quelques heures de marche, sont les suivants : Le soldat commence à ne plus sentir son membre inférieur, qui s'engourdit; mais bientôt apparaissent des douleurs, tantôt sourdes, tantôt vives et spontanées. Les veines trop turgescentes deviennent elles-mêmes douloureuses, et cela d'autant plus qu'elles sont comprimées par des guêtres, que le soldat n'a pas craint de serrer, pensant ainsi être plus alerte. La turgescence, en se développant dans les capillaires, amène bientôt dans le tissu cellulaire de l'empâtement, de l'œdème, de l'induration résultant de la compression exercée sur les vaisseaux lymphatiques voisins des veines affectées. Les souliers, vu le gonflement progressif du pied, ne tardent pas à devenir trop petits, ils le serrent comme dans un étau, ce qui amène de la douleur, surtout par la contraction musculaire, puis une sensation pénible de réplétion, des crampes, des démangeaisons et même des éruptions et des troubles sécrétoires se traduisant par une sueur abondante et acide, qui macère le pied. Ces phénomènes favorisent grandement la production d'écorchures difficiles à guérir, prenant quelquefois le caractère ulcératif et amenant souvent des lymphites et des phlegmons consécutifs; car le moindre frottement détermine, sur le tissu lamineux ou la peau altérés, comme nous l'avons dit, des ulcérations très-rebelles à cause de l'altération primitive des tissus.

On comprend maintenant la souffrance qu'un soldat atteint de varices doit éprouver, surtout quand il a fait déjà plusieurs kilomètres. Non-seulement son pied lui fait mal lorsqu'il marche, mais la marche est à peu près complètement impossible. S'il a du courage, il desserre ses guêtres, pensant apporter quelque soulagement à ses douleurs, mais comme le soulier ne peut être élargi, le pauvre infirme ne tarde pas à demander grâce.

Les accidents douloureux causés par les varices ne peuvent guère trouver un palliatif dans une meilleure forme et une meilleure confection des chaussures : certainement, le troupier ne pourra que gagner à avoir des souliers bien faits, car cela lui épargnera des efforts inutiles, qui fatiguent le pied et entravent sa circulation veineuse, déjà si peu active chez les variqueux, mais le mal ne sera que retardé, et son soulier finira toujours par devenir trop étroit, heureux si le lendemain il peut se chausser, car au second degré des varices, l'œdème a bien de la persistance et la règle est qu'il ne disparaît pas par une nuit de repos.

Le soldat atteint de varices ne pourra pas rester dans un service actif, et le médecin de son régiment se trouvera dans l'alternative suivante : ou bien le garder, et alors à chaque marche forcée il aura un traînard de plus, ou bien le renvoyer dans ses foyers pour une infirmité qui n'est pas bien grave et qui ne l'empêche pas de rendre bien des services. Le mieux sera donc de verser les variqueux dans des services auxiliaires, où ils ne seront pas exposés à faire des manœuvres de force, pouvant s'y acquitter envers le gouvernement des devoirs que la loi impose à tout Français.

CHAPITRE IV.

QUELQUES MOTS SUR LE CŒUR FORCÉ.

Ce n'est plus un accident local de la marche que nous allons traiter ici. Le surmènement du cœur est si souvent le résultat d'efforts continus et de marches trop longues que nous n'avons pas cru devoir le passer sous silence. Nous parlerons donc du *cœur forcé,* tout en avouant d'avance que nous ferons, sur la question, de larges emprunts à l'excellente thèse inaugurale du Dr Emile Lévy (Nancy, 1875) et aux leçons de clinique médicale du Dr Bernheim, de Nancy.

Lévy définit le cœur forcé, « une entité morbide qui a pour caractère le surmènement », le surmènement étant l'exagération de la fonction cardiaque suivie de son épuisement progressif.

Le médecin anglais Hope paraît avoir été le premier à signaler avec précision l'effort musculaire comme cause de dilatation cardiaque.

En France, Corvisart attachait également une grande importance à ce qu'il appelait les causes externes des maladies organiques. « La liste des causes externes des maladies organiques est extrêment étendue. Les coups, les chutes, les contusions, la course, la lutte, la danse, les efforts que l'on fait pour soulever les fardeaux, l'insufflation dans les instruments à vent, l'abus des liqueurs spiritueuses, les plaisirs de l'amour, les erreurs dans le sommeil, la veille, le repos, l'exercice, sont autant de causes qui peuvent déterminer le développement des maladies organiques du cœur. »

Beau, qui fit de si belles recherches sur les affections cardiaques et créa l'*asystolie,* cite l'exemple suivant rapporté par Maurice Raynaud dans son article Cœur, du Dictionnaire de médecine et de chirurgie pratiques. C'est celui « d'une prostituée qui, en temps de carnaval, s'était livrée toute une nuit à une danse effrénée, à des orgies de toute nature. Cette fille, qui n'avait jamais présenté le moindre accident du côté du cœur, fut prise tout à coup des accidents de l'asystolie la plus confirmée : congestion pulmonaire, hémoptysies, anasarque générale, etc. Elle faillit succomber à ces accidents et finit pourtant par se rétablir. »

Des observations analogues furent rapportées par Bouillaud, puis plus tard, en Angleterre, par Hunter et Stockes. Après Bouillaud, qui avait montré l'influence si fréquente de la diathèse rhumatismale dans les maladies du cœur, les altérations cardiaques sans lésions valvulaires tombèrent en oubli pendant environ dix ans et c'est seulement en France, qu'à cette époque, quelques médecins en soutiennent l'existence (Grisolle, Campana, Trousseau, Rigal, Mauriac).

Les médecins militaires anglais furent les premiers à réagir et à remettre la question à l'ordre du jour. Ils signalèrent la fréquence des affections cardiaques dans les armées en campagne. « Déjà Hunter (1836), Nicholson (1839), Parkes et Coche avaient été frappés de ce fait, et n'avaient pu rapporter beaucoup de ces maladies, ni au rhumatisme, ni aux affections des reins, ni à aucune des causes généralement invoquées. Plus récemment Mac-Lean, Myers, Moinet, en Angleterre, Dacosta, Treadwell en Amérique, ont appelé de nouveau l'attention sur l'énorme fréquence de ces maladies cardiaques chez les soldats en marche. Pendant la guerre de la sécession, dit Treadwell, on exempta du service militaire, pour les affections cardiaques, 10,686 blancs et 161 nègres, c'est-à-dire environ 53 pour 1,000 des hommes exemptés. Sur 2,477 invalides, Treadwell trouva 199 cardiaques ; sur ce nombre, 49 présentaient dans leurs antécédents des rhumatismes ou des traumatismes qui pouvaient expliquer le développement de l'affection cardiaque ; chez les 150 autres on ne put trouver comme cause des maladies du cœur que le surmènement. » Bernheim. loc. cit.

Nous empruntons à la thèse de Lévy une citation de Dacosta qui donne un tableau clinique très-exact de la maladie qu'il a pu observer sur plus de 300 sujets pendant la guerre d'Amérique : « Un homme qui, depuis quelques mois ou même plus longtemps, fait son service militaire, est pris de diarrhée qui lui est pénible, mais qui n'est pas assez grave pour le rendre incapable de continuer son service. Après avoir souffert de la diarrhée ou de la fièvre et fait un court séjour à l'hôpital, il reprend son service et se soumet de nouveau aux fatigues de la vie des camps. Bientôt il s'aperçoit qu'il ne les supporte plus aussi bien : il perd l'haleine et ne peut plus se mettre au pas avec ses camarades, il est pris de vertiges, de battements de cœur et de douleurs dans le thorax ; son équipement lui paraît trop lourd ; cependant il conserve un air de bonne santé. Il demande des secours au médecin de son régiment qui le déclare incapable de continuer son service, et l'envoie à l'hôpital. Là, on constate l'activité exagérée de son cœur, malgré une apparence de bonne santé. Les troubles digestifs disparaissent, mais l'éréthisme cardiaque persiste, et ce n'est que peu à peu que l'organe surexcité revient à son fonctionnement normal ; ou bien, malgré l'usage de médicaments destinés à régulariser la circulation, il ne se produit aucune amélioration ; cela peut durer ainsi longtemps. Cet homme passe d'un hôpital dans un autre, on finit par l'abandonner; on le considère comme impropre au service, et on l'envoie aux infirmes. C'est là l'image clinique d'un nombre considérable de cas. Mais à côté d'eux il en est qui commencent d'une façon plus aiguë, sans dérangements dans les organes digestifs, avec des troubles plus étendus et plus d'irrégularités dans la circulation, chez lesquels la douleur précordiale est aussi très-marquée. »

Des médecins militaires de l'armée prussienne, Thurn et Fraentzel, observèrent, pendant la campagne de 1870, des exemples fréquents de surmènement aigu du cœur, causé par des marches forcées, et l'on comprend que la maladie ait été commune quand on pense que, par exemple, le corps bavarois de Von der Thann fit dix-sept lieues en vingt-six heures avec armes et bagages. D'ailleurs le mécanisme en est parfaitement indiqué par Fraentzell. « Les marches incessantes et rapides (exemple à Orléans) exigeaient un travail énergique de l'appareil respiratoire, d'autant plus énergique qu'il était contrarié du côté du thorax par la pression du sac et du fusil, du côté de l'abdomen par le ceinturon et les deux cartouchières pleines qui y étaient accrochées. De là une tension considérable dans le système vasculaire du poumon, laquelle dispose à la dilatation d'abord, et, par suite, à l'hypertrophie du cœur droit. De plus, en même temps que la respiration devient plus laborieuse, le travail musculaire général est suractivé, ce qui amène, comme on le sait, un excès de tension dans le système aortique. Enfin, le froid, très-intense dans les derniers temps de la guerre, pouvait contribuer à augmenter cette tension en provoquant la contraction des vaisseaux périphériques. De là l'hyperthrophie et la dilatation du ventricule gauche. A ces causes, on peut ajouter l'abus des spiritueux et l'excitation psychique. »

La maladie est étudiée en 1873 par Albutt, Clifford et Peacock, celui-ci chez les ouvriers des mines de cuivre de Cornwallis.

Le Dr Seitz, dans son ouvrage sur le *cœur forcé*, examine de nombreux cas qu'il a observés en 1872 et en 1873, à Zurich, dans le service du professeur Biermer. Il rattache la cause du mal à un surmènement au travail corporel excessif. En 1875, Emile Lévy, dans sa thèse pour le doctorat, fit une étude complète de la maladie, apportant à une description très-exacte un tribut notable d'observations personnelles recueillies à Nancy, dans le service de M. le professeur Hirtz, suppléé par M. le Dr Bernheim.

Lévy décrit deux formes différentes de cœur forcé : 1° l'*hypersystolie*, où le cœur se surmène, et l'asystolie, où le cœur est surmené, forcé. L'*hypersystolie* s'observe surtout à la suite de marches forcées (34,5 p. 100), et c'est à cette forme que se rapporte la description de Dacosta que nous avons citée plus haut. Ce qui domine ici, ce sont les palpitations et une douleur précordiale violente ; il n'y a pas de bruit de souffle, pas d'œdème, mais la dyspnée est souvent très-prononcée.

L'asystolie comprend trois formes :

Forme aiguë. — Son principal caractère est une douleur subite à la région précordiale à l'occasion d'efforts longtemps répétés.

La *forme subaiguë* est peu importante, mais on trouve souvent quelques ulcérations légères de l'endocarde le plus souvent consécutives à l'hypertrophie et qui sont le résultat de la distension et de l'irritation mécanique.

La *forme chronique* est de beaucoup la plus fréquente. Il y a intermittence des accidents cardiaques et augmentation progressive des phénomènes dyspnéiques qui se règlent sur les progrès de la dégénérescence musculaire. Ce qui domine dans cette forme, c'est l'irrégularité, la faiblesse, l'inégalité des pulsations, en un mot, des phénomènes d'asystolie qui sont probablement déjà accompagnés de stéatose.

Les conclusions de M. Lévy sont précises. Elles admettent que, beaucoup de souffles cardiaques qui peuvent paraître d'origine organique, ne sont souvent dus qu'à l'insufffsance du fonctionnement valvulaire sans cause inflammatoire préexistante. Le cœur, à la suite d'excès de travail, peut avoir les accidents de l'asystolie comme dans les lésions organiques des valvules.

M. le Dr Bernheim, dans ses Leçons de Clinique, n'est pas de l'avis de M. Lévy et n'admet pas le surmènement du cœur comme une entité morbide : « L'idée de surmènement, de fatigue du cœur, créé par Dacosta, admise par Seitz et par E. Lévy, n'a, ce me semble, rien de satisfaisant, ni au point de vue clinique, ni au point de vue physiologique. Le cœur n'est pas un muscle qui se fatigue ; son état normal est de passer alternativement du relâchement à la contraction, *et vice versâ ;* il bat ainsi 70 ans sans jamais se fatiguer. Ce n'est pas non plus un muscle qu'on puisse fatiguer et surmener à volonté, comme les muscles des membres ; il échappe à la volonté, il se contracte à notre insu, il n'est pas en notre pouvoir d'augmenter ou de ralentir les mouvements de notre cœur. Le mot de *surmènement* n'a donc pas un sens bien défini ; le mot *asystolie*, de Beau, pris dans un sens de *dysystolie*, systole faible, est plus exact; il exprime un fait : l'affaiblissement du cœur et les symptômes qui en résultent.

En détachant, pour ainsi dire, de son substratum organique l'appareil symptomatique qui correspond à l'affaiblissement de la systole du cœur caractérisé par l'oppression, l'anxiété, la faiblesse du choc et des bruits du cœur avec ou sans irrégularités et palpitations, l'engouement pulmonaire, la cyanose, l'œdème, etc., l'éminent clinicien français a été inspiré par ce fait d'observation : que ce tableau clinique peut exister sans que la lésion organique en rende compte. Il n'implique donc qu'un trouble fonctionnel qui mérite d'être décrit à part, non pas comme une entité morbide, mais, si je puis dire ainsi, comme une *entité symptomatique*. Le mot de surmènement créé par les allemands et la description qu'ils donnent de cet état, n'ajoutent à l'asystolie de Beau qu'une conception erronée et antiphysiologique. » A l'appui de ce qui précède, Bernheim cite le cas de bien des gens à vie sédentaire qui ont des maladies de cœur sans lésions organiques.

Quoi qu'il en soit des diverses opinions que nous avons énumérées, voici ce qu'on observe généralement dans le cœur forcé, soit chez les ouvriers qui font de trop grands efforts, soit chez les soldats fatigués par des marches excessives : le malade, pour le moindre excès musculaire, éprouve des palpitations excessivement pénibles, accompagnées de sensations variées mal définies dans la région précordiale et parfois d'une véritable angoisse comme si le cœur s'arrêtait ou tremblait. La respiration est courte, haletante, comme d'ailleurs dans toutes les maladies organiques du myocarde; une faiblesse générale ne permet pas au malade de continuer plus longtemps son service. Les extrémités se cyanosent, le foie se gonfle, l'hydropisie se prononce. Les battements cardiaques et les battements artériels sont irréguliers, le choc du cœur est déplacé en bas et en dehors, il est peu prononcé. La matité précordiale est augmentée et analogue comme dimensions à une péricardite à épanchement modéré. Les bruits sont parfois normaux, ils ne sont couverts ordinairement ni par aucun roulement, ni par aucun souffle; cependant on peut observer aussi des bruits pathologiques, surtout à la pointe, auquel cas on aurait tort d'essayer de faire de l'affection une insuffisance ou un rétrécissement des valvules mitrales.

Les altérations anatomiques, d'après Seitz sont les suivantes :

Les parois du cœur sont épaissies, la cavité est dilatée, surtout au cœur droit; mais les valvules sont saines et on ne trouve guère qu'une disjonction insignifiante de quelques rares fibrilles musculaires avec parfois un commencement de dégénérescence graisseuse.

Le cas suivant dont nous avons lu l'observation dans un journal allemand de 1877 (Berliner Klinische wochenschrift), nous semble offrir d'une façon très-nette la symptomatologie et l'anatomie pathologique du cœur forcé, le diagnostic fait pendant la vie ayant été vérifié après un court espace de temps. C'est pour cela que nous le citons, quoique le malade ne fût pas un soldat.

Il s'agit d'un maçon, âgé de 28 ans, entré à l'hôpital le 14 décembre 1876 et atteint de péricardite et de pleurésie double. Six semaines auparavant, il avait fait un travail excessif en transportant des pierres à une hauteur considérable au moyen d'une échelle. Au commencement, ce travail fut accompli sans peine, mais au bout de 20 jours envion le malade commence à avoir de la difficulté de respirer, de la toux, des palpitations jusqu'ici complètement inconnues. Le malade n'a jamais eu de frissons, ni de sensations de chaleur. Son expectoration est insignifiante.

Le 4 décembre, il est obligé de se coucher, il y a de l'oppression, des battements de cœur au moindre effort; œdème des extrémités inférieures. Une angine de poitrine se montre avec des douleurs atroces.

A son entrée à l'hôpital, X... a l'air mourant : pouls filiforme, sueurs froides, cyanose des lèvres, des oreilles et des doigts : œdème énorme des membres inférieurs, orthopnée, quarante inspirations par minute, température au-dessous de la normale, la pointe bat faiblement au cinquième espace intercostal en dehors des mamelons; matité précordiale assez prononcée, les bruits du cœur sont faibles, sans souffle.

Au thorax, en avant, matité partant du bord de la quatrième côte au niveau de laquelle on entend une respiration faible et soufflante. A gauche, matité moins étendue. Ponction : 1 litre, 250 d'un liquide séro-sanguinolent. — Un peu de repos consécutif. Diminution de la cyanose. Vastes sinapismes sur la poitrine. 5 ventouses sèches, 3 ventouses scarifiées, éther acétique 10 gouttes par heure, bouteilles chaudes aux pieds, lavements vinaigrés. Dans la soirée, expectoration albumineuse abondante, soulagement, court sommeil.

15 décembre matin. — 35°,8, pouls peu sensible ; cœur : 204 à 216 pulsations, 36 respirat.; urine : 200 c.c. brun clair, densité 1024. Traces d'albumine.

Thorax. — Tympanisme à droite et en avant, râles sous-crépitants disséminés.

Ascite légère. Foie et rate augmentés. Cœur très-faible, menaces de syncope.

Dans la suite quelques alternatives de mieux; douleurs vives sous le sternum et au côté.

Le 18 décembre après-midi. — 35°,8. Les pulsations montent de 192 à 210. 36 respirations. Attaques d'orthopnée, somnolence, sueurs froides, sensation de chaleur intense, cyanose très-prononcée, pupilles dilatées. A 6 heures du soir, syncope, convulsions pendant trois minutes, connaissance recouvrée, nouvel accès deux heures après, mort.

L'autopsie fut faite trente-six heures après et donna les résultats suivants :

Cerveau. — Sain ; pie-mère légèrement congestionnée.

Plèvres. — De chaque côté, environ 500 grammes d'un liquide sanguin.

Péricarde. — Deux cuillerées de liquide ; cœur, dilatation énorme ; dans l'oreillette et le ventricule gauches, grande quantité d'un sang fluide. Ventricules très-dilatés à parois non épaissies. Muscles papillaires longs et grêles. Valvules saines, sauf un léger dépôt fibrineux au bord libre des sigmoïdes.

Myocarde d'un brun louche. Par places, sur le péricarde, hémorrhagies ponctiformes. Artères coronaires intactes. Mesures du cœur : largeur, 13 centimètres, longueur, 14 centimètres. La paroi du ventricule gauche a 12 millimètres, celle du ventricule droit 3 millimètres.

Le myocarde à l'intérieur a une teinte grise, avec taches tirant sur le jaune.

Le feuillet viscéral du péricarde enlevé laisse à nu sur

toute la surface antérieure du ventricule gauche une coloration jaune ponctuée des couches musculaires superficielles, surtout près du sillon longitudinal. Le ventricule droit a une tache jaune sur l'infundibulum.

Les poumons sont petits ; à l'extrémité inférieure de chacun, on trouve un infarctus de la grosseur d'un œuf; œdème.

Aorte : mince et étroite. Rate : petite, très-sanguine. Au microscope, le cœur présente une dégénérescence disséminée en tout petits foyers. Les fibrilles musculaires sont remplies de gouttelettes graisseuses. Le tissu interstitiel est normal. Les altérations sont plus nombreuses dans le ventricule. Le système musculaire du corps est intact.

D'après l'observation qu'on vient de lire, il ne peut être ici question ni de maladie rénale, ni de lésions valvulaires, ni d'affection pulmonaire chronique ; l'étiologie ne peut consister que dans l'effort excessif occasionné par le transport des fardeaux à l'échelle. La dégénérescence graisseuse trouvée dans le myocarde peut être supposée la suite de ruptures de fibrilles musculaires imperceptibles. La dilatation est survenue par suite de l'augmentation de la pression sanguine et de la stase due aux efforts, les excursions respiratoires restreintes pendant ces efforts empêchent notablement la circulation du sang.

Le traitement de la maladie sera celui des maladies du cœur en général. La digitale sera principalement recommandée. Dans la forme hypersystolique, elle agit, d'après Lévy, comme l'opium du cœur (Bouillaud), tandis que dans la forme asystolique, elle en est le quinquina (Beau).

La forme hypersystolique sera susceptible de guérison, du moins momentanément; quant à la forme asystolique, elle est à peu près fatalement mortelle, cependant elle peut durer assez longtemps, surtout si le malade se soigne bien et cesse tout effort musculaire dès le début du mal. Les symptômes intercurrents seront traités par les remèdes spéciaux à chacun d'eux.

CONCLUSIONS.

I. Les accidents de la marche sont très-fréquents dans l'armée. Ils ont pour cause, d'un côté, la mauvaise confection et la forme défectueuse des souliers, d'un autre, la fréquence des exercices violents, des efforts de toutes sortes et surtout des marches forcées ; en troisième lieu, mais seulement chez quelques individus prédisposés, l'existence des varices des membres inférieurs.

II. Les efforts des médecins devront tendre à améliorer de ce côté le sort des soldats en réclamant pour eux et en proposant des réformes utiles, soit au point de vue de la chaussure, soit au point de vue des marches par étapes. On fera en sorte de donner au soldat des chaussures qui s'adapteront autant que possible à son pied et seront faites en cuir souple et solide. Les souliers seront graissés et non cirés. Le système de brodequins proposé par M. Tourainne nous semble réaliser les conditions nécessaires d'une bonne chaussure.

Quant aux exercices et aux marches, on ne s'écartera pas, à leur sujet, des trois principes suivants que l'hygiène recommande : 1° on ne demandera à l'organisme que sa résistance ordinaire et normale ; 2° si l'on est tenu de lui demander plus, on procédera par voie de progression lente ; 3° on n'exigera pas de lui une résistance ordinaire trop longtemps soutenue.

Avant le départ pour une marche, le médecin examinera soigneusement tous les hommes, pour éliminer les malingres. Les étapes seront très-courtes dans les premières journées, surtout si les hommes ne sont pas encore entraînés. Les haltes seront longues et fréquemment renouvelées.

On pourra, de cette façon, obtenir des résultats réels et diminuer non-seulement le nombre des éclloppés (ampoules, durillon forcé, tarsalgie, œdème variqueux), mais encore la fréquence des maladies organiques sans lésions valvulaires (cœur forcé).

INDEX BIBLIOGRAPHIQUE

PAR ORDRE ALPHABÉTIQUE.

Albutt T. Clifford. — Saint-George's Hospital Reports, vol. V. London, Marc Millan and C°, 1872. — British. med. Journ., March. 15, 1873.

Bernheim. — Leçons de clinique médicale. Paris, 1877.

Bonnet, de Lyon. — Traité des sections tendineuses et musculaires, p. 541, 1841.

Bouley et Raynal. — Dictionnaire de médecine vétérinaire.

Cabot. — De la tarsalgie des adolescents. Thèse de Paris, 1866.

Campana. — Thèse de Paris, 1861.

Carrière. — Quelques notes d'hygiène militaire. Thèse de Paris, 1875.

Chopinet. — De la tarsalgie des adolescents. Thèse de Paris, 1874.

Dacosta. — Ueberreizung des Herzens. The american Journal of the medical sciences for January, 1871, p. 17.

Delore. — Bulletin général de thérapeutique, 1858, p. 490 et suiv.

Descocqs. — De la tarsalgie des adolescents. Thèse de Paris, 1874.

Després. — Leçons de chirurgie journalière, p. 206.

Duchenne (de Boulogne). — Physiologie des mouvements du pied. In Gazette des hôpitaux, 1856, n° 66.

— Bulletin de thérapeutique, 1874. — Paralysie fonctionnelle et spasme fonctionnel musculaire.

— Genèse du valgus pied plat par paralysie du long péronier latéral et du vulgus pied creux par contracture du long péronier latéral. — Bulletin de la Société de chirurgie, 1863, t. IX, p. 533.

— De la crampe du pied ou de l'impotence fonctionnelle du long péronier latéral et de la contraction fonctionnelle de ce muscle. — Union médicale, 1868, p. 599.

— Impotence fonctionnelle du long péronier latéral. Archives générales de médecine, 1872.

DUVAL (Mathias). — Article Muscles, in Dictionnaire encyclopédique des sciences médicales.

FRAENTZEL.— Arch. für path. Anatomie und Physiologie, t. LVII, p. 215.

GOSSELIN. — Clinique chirurgicale de la Charité, t. I.

GUÉRIN. — Rapport sur les traitements orthopédiques, 1848.

HOPE. — Maladies du cœur et des gros vaisseaux. Traduction allemande de Becker, Berlin, 1833.

LÈQUES. — Note sur quelques lésions produites par la chaussure. — Recueil de mémoires de médecine et de pharmacie militaires, 3e série, t. VIII, p. 175.

LÈVY. — Du cœur forcé ou de l'asystolie sans lésions valvulaires. Thèse de Nancy, 1874.

MAC-LEAN. — British med. Journal, 16 février 1867.

MAURIAC. — Thèse de Paris, 1860.

MOINET (F.-W.) — A Treatise of the causes of heart disease. Edimbourg, 1872.

MORACHE. — Traité d'hygiène militaire. Paris, 1874.

MYERS (Arthur B.-R.) — On the etiology and prevalence of the heart among soldiers; the Alexander prize essay. London, 1870

PEACOCK.—On some of the causes and effects of valvular diseases of the heart. — Medical Times and Gazette, 1873.

PUY-LE-BLANC. — De la Tarsalgie des adolescents. Thèse de Paris, 1875.

REYNAUD (Maurice). — Article Cœur, in Dictionnaire de médecine et de chirurgie pratiques.

RIGAL. — Thèse de Paris, 1863.

SEITZ. — Zur Lehre von der Ueberanstrengung der Herzens, Juin 1872. Deutsches Arch. für Klinische medicin, 1873.

STROMEYER. — Contribution à l'étude de l'orthopédie opératoire, 1838.

THURN. — Die Entstehung von Krankheiten als direkte Folge austrengender Märsche, Zweiter alschnitt. Berlin, 1872.

TILLAUX. — Traité d'anatomie topographique.

TREADELL. — Boston medic. and surgic. Journal, sept 1872.

ZUNCKER. — Berliner klinische Wochenschrift. 23 et 30 avril 1877.

A. PARENT, imprimeur de la Faculté de Médecine, rue Mr-le-Prince, 31

www.ingramcontent.com/pod-product-compliance
Lightning Source LLC
LaVergne TN
LVHW010823150926
848035LV00047BA/1199